LE RHUMATISME

A

BOURBON-LANCY

(INDICATIONS)

PAR

le Docteur COMPIN

Médecin consultant a Bourbon-Lancy

MACON

PROTAT FRÈRES, IMPRIMEURS

—

1911

LE RHUMATISME

A

BOURBON-LANCY

Le rhumatisme est, de toutes les indications de Bourbon-Lancy, celle qui vient en premier lieu. Nous essaierons dans ces quelques pages de classer rapidement les différentes manifestations rhumatismales qu'on rencontre à nos thermes et de rappeler pour chacune d'elles les circonstances favorables aux bons résultats de la cure. Nous parlerons donc successivement des manifestations articulaires du rhumatisme — dans la convalescence confirmée de la polyarthrite aiguë, dans les formes subaiguës et chroniques, — puis des localisations abarticulaires, c'est-à-dire sur les muscles, les nerfs, quelques viscères et en particulier sur le cœur.

MANIFESTATIONS ARTICULAIRES

I. Convalescence confirmée du rhumatisme articulaire aigu.

Le sujet qui vient de subir une première atteinte de rhumatisme articulaire aigu garde bien longtemps dans l'économie — souvent toute sa vie — une susceptibilité particulière qui l'expose au retour de poussées nouvelles, altère plus ou moins profondément sa nutrition et modifie sa constitution. Si le cœur a été épargné cette première fois, il ne le sera probablement pas aux atteintes suivantes, et s'il a été touché lors de la première attaque, les récidives aggraveront singulièrement ses lésions.

Le médecin traitant envisage cette situation inquiétante et, songeant à l'avenir de son malade, conseille à ce dernier la cure de Bourbon-Lancy. Il donne cet avis avec d'autant plus d'assurance qu'il sait avec quelle douceur agissent, sur un rhumatisant impressionnable, les eaux faiblement minéralisées de cette station.

Dans la convalescence de la polyarthrite rhumatismale. aiguë, le traitement de Bourbon-Lancy n'est pas seulement ordonné comme moyen préventif, il complète en outre la guérison du malade en assouplissant ses jointures, en combattant l'atrophie musculaire, en fortifiant enfin un organisme abattu par une déglobulisation rapide et qui, presque à coup sûr, ne supporterait pas des eaux plus fortes.

C'est à la fin de sa convalescence que le rhumatisant est adressé à nos thermes. Depuis quelque temps déjà la fièvre, même légère, n'a pas reparu, les urines sont redevenues normales, le jeu des articulations s'effectue chaque jour plus librement, les forces sont revenues, en grande partie du moins, le malade, en un mot et grâce aux soins vigilants de son médecin, pourrait déjà reprendre ses occupations.

II. Rhumatisme subaigu.

Malgré son allure torpide et sa faible tendance à la généralisation, le rhumatisme subaigu revêt souvent des formes inquiétantes. Les lésions qu'il crée du côté des synoviales, des capsules articulaires, des ligaments, des cartilages, du périoste, du tissu osseux même, ainsi que les altérations diverses qu'il détermine, à la longue, dans tous les tissus qui entourent les jointures malades sont trop évidentes pour ne pas forcer l'attention du praticien et ne pas l'engager à recourir, dès qu'il le juge opportun, aux précieuses ressources de la médication thermo-minérale.

Celle-ci fortifie l'individu, dont la santé générale laisse toujours beaucoup à désirer ; elle combat en outre les souffrances, les raideurs, l'impotence et l'atrophie musculaire. C'est à Bourbon-Lancy que viennent de préférence les malades qui ont un certain degré d'excitabilité nerveuse ; car on peut craindre chez eux, par l'emploi d'eaux plus fortes que celles de cette station, un réveil facile de la douleur et des exacerbations aiguës.

III. Rhumatismes chroniques.

Toutes les variétés de rhumatismes chroniques se rencontrent à Bourbon-Lancy : le *rhumatisme chronique simple*, soit qu'il se soit montré chronique d'emblée, soit qu'il ait succédé aux rhumatismes articulaires aigu ou subaigu ; — le *rhumatisme noueux*, dans sa forme la plus commune polyarticulaire (polyarthrite déformante progressive), ou encore dans celle qui n'envahit qu'une ou deux jointures (arthrites sèches, arthrites déformantes, variété atrophique, variété hypertrophique) ; — le *rhumatisme goutteux*, dénomination impropre, sans doute, mais qui rappelle ses étroites relations avec la diathèse arthritique ; — les *nodosités d'Heberden*, qu'on observe le plus souvent associées à quelqu'une des autres formes précédentes.

Dans ces divers cas, la cure de Bourbon-Lancy — pas plus, du reste, que les autres cures thermo-minérales — ne guérit radicalement les malades : elle les améliore, et souvent elle le fait dans des proportions fort encourageantes. Les douleurs sont apaisées, l'atrophie musculaire et l'impotence diminuent, l'évolution des lésions se trouve retardée. Comme dans le rhumatisme subaigu, la cure de Bourbon s'adresse surtout aux sujets nerveux, facilement irritables et que des eaux très minéralisées congestionneraient ou impressionneraient trop vivement.

MANIFESTATIONS MUSCULAIRES ET NERVEUSES

Appliqué à ce groupe de manifestations morbides, ordinairement très complexes dans leur nature, le terme de rhumatisme est souvent employé improprement. Nous le conservons cependant et l'appliquons volontiers aux cas dans lesquels l'état constitutionnel des sujets et certaines associations pathologiques viennent greffer leurs influences sur celles du froid et de l'humidité.

Si les *myalgies* des membres et celles des parois thoraciques ou abdominales ne sont pas absolument rares à Bourbon-Lancy, nous les trouvons exceptionnellement à l'état isolé, et ce sont surtout les muscles de la nuque, le trapèze et le deltoïde, ainsi que les muscles des gouttières vertébrales, en un mot les torticolis et les lumbagos que nous avons à traiter ici. Dans les algies de cette nature, faciles à réveiller, notre vieille et bienfaisante douche sous-marine, administrée après le bain, se trouve souvent plus efficace et surtout mieux indiquée que nos autres variétés de douches et même que nos bains de vapeur.

La même remarque s'impose concernant les *névralgies*, les *sciatiques* notamment, qui sont les plus fréquentes et contre lesquelles la cure de Bourbon réussit à merveille. C'est parfois en désespoir de cause, après avoir tout essayé comme traitement, que les malades atteints de sciatique arrivent à nos thermes. Ils y viennent avec leurs béquilles, beaucoup même étendus sur un matelas, et ils repartent avec une amélioration souvent définitive.

Si le bain romain, suivi ou non de la douche sous-marine, donne d'excellents résultats dans les sciatiques relativement récentes, datant de quelques mois, ainsi que dans les formes aiguës ou subaiguës très irritables, il devient pour les sciatiques anciennes une pratique balnéaire insuffisante ; nous avons alors recours, pour traiter ces derniers cas, à des procédés plus énergiques, à des douches plus violentes, aux étuves, etc. Ici, comme ailleurs, chaque cas particulier réclame, pendant la cure, une individualisation spéciale.

Les *névrites* figurent aussi parmi les indications principales de Bourbon-Lancy. Nous ferons remarquer à ce propos que les névrites rhumatismales ne sont pas les seules qui y soient combattues avantageusement : les névrites d'origine traumatique le sont aussi très bien ; quelques succès ont été aussi observés dans les névrites infectieuses.

Parmi les manifestations nerveuses du rhumatisme que nous rencontrons à nos thermes, nous citerons encore la forme rhumatismale de la *maladie de Parkinson*, et surtout la *chorée*. On sait les relations intimes qui lient cette dernière affection au rhumatisme, l'alternance et souvent la coïncidence des poussées choréiques et des poussées rhumatismales. Aussi est-ce à juste titre — surtout en présence des résultats obtenus — que nous revendiquons à Bourbon-Lancy le traitement thermal des jeunes sujets atteints de chorée.

MANIFESTATIONS DIGESTIVES, URINAIRES, GÉNITALES

Le tube digestif des rhumatisants remplit assez rarement ses fonctions d'une manière satisfaisante. Beaucoup de nos malades souffrent de l'estomac et sont des dyspeptiques. Un refroidissement, une fatigue, un écart de régime, même léger, une émotion apportent une perturbation de plus ou moins longue durée dans le fonctionnement de leurs organes digestifs, déterminant surtout des accès de gastralgie, accompagnés ou non de migraine, des crises d'entéralgie, souvent aussi de la diarrhée chronique.

Par leur répétition ces troubles gastro-intestinaux ont compromis la nutrition générale et augmenté singulièrement l'état névropathique des sujets. A ces derniers le traitement de Bourbon-Lancy est très favorable : le traitement externe d'abord parce qu'il calme le nervosisme, tout en remontant l'état général, le traitement par l'eau en boisson ensuite — si l'estomac possède un chimisme à peu près normal — parce que cette eau aiguise l'appétit, stimule les muqueuses digestives et se digère d'une façon parfaite. Contre les diarrhées chroniques en particulier, l'eau de la Reine est indiquée ; les constipés vont à la source Descures, qui leur convient mieux.

Dans les manifestations *génitales* et *urinaires* du rhumatisme la cure de Bourbon-Lancy est souvent prescrite avec juste raison. Les crises vésicales des rhumatisants trouvent dans nos bains radioactifs, si sédatifs, un soulagement rapide. Quant aux troubles divers qui apparaissent du côté de l'utérus et de ses annexes, chez les femmes arthritiques ou rhumatisantes, ils sont combattus de même très avantageusement ; leur traitement a nécessité, à notre station, la création d'un service spécial [1].

1. Dr Compin, La cure hydrominérale des maladies des femmes aux thermes de Bourbon-Lancy. Lyon, 1910.

MANIFESTATIONS CARDIAQUES

1. Endocardite rhumatismale récente.

L'endocardite est une complication fréquente du rhumatisme articulaire aigu, surtout chez les jeunes sujets, dont le cœur est touché, dit Weill de Lyon, dans près de 80 °/₀ des cas.

Nous ne rappellerons pas le début insidieux des complications endocardiques, leur évolution particulière, les altérations successives des bruits du cœur qui en sont les signes révélateurs, les souffles anorganiques, fonctionnels ou cardio-pulmonaires qui attirent aussi l'attention du médecin à cette époque ; nous dirons seulement que si on n'a pu empêcher le rhumatisme de frapper l'endocarde, du moins doit-on mettre tout en œuvre pour empêcher la formation de végétations, à la suite desquelles se produiront fatalement ces rétractions et ces adhérences qui créent les lésions valvulaires chroniques, les insuffisances et les rétrécissements.

Le médecin, dans ce but, prescrit une saison

à Bourbon-Lancy ; et il le fait *cinq ou six mois* environ après le début des accidents, *quand l'endocardite est sortie de la phase aiguë* pendant laquelle le malade doit observer le repos le plus absolu ; il ne le fait que si l'endocardite est restée simple, sans signes surajoutés de péricardite, ni de myocardite.

Ici, la cure thermale a pour effets d'activer la résolution des lésions encore jeunes et de tonifier le malade, pour éloigner de lui une poussée nouvelle de rhumatisme, qui aggraverait certainement l'état du cœur.

II. Cardiopathies valvulaires d'origine rhumatismale

(jusqu'à la période de décompensation confirmée).

Les lésions valvulaires sont-elles constituées définitivement, l'endocardite est-elle parvenue à la phase d'organisation et de cicatrisation, c'est encore aux bienfaits du traitement de Bourbon-Lancy et des prescriptions hygiéniques qu'il faut recourir. Les produits pharmaceutiques sont inutiles, à cette époque ; leur action est éphémère, rapidement insuffisante. Maintes fois même ils sont contre-indiqués, parce que, comme l'a dit Potain, ils peuvent « accumuler leurs effets nuisibles et empoisonner les malades ».

Nos pratiques hydro-thermales, combinées ou non, suivant les cas, à certains procédés spéciaux de massage, de gymnastique, de méca-nothérapie, de cure de terrain même, *ne sauraient évidemment pas faire rétrocéder des lésions indélébiles*, du moins elles peuvent, prudemment ordonnées et surveillées, produire sur les cardiaques les plus salutaires effets.

La cure de Bourbon stimule l'état général, tonifie le cœur, combat les troubles fonction-nels et prolonge la durée de la période de compensation ; par conséquent elle recule l'époque particulièrement grave où, le cœur fléchissant à sa tâche et l'équibre circulatoire venant à se rompre, l'organisme tout entier souffre profondément.

*
* *

La décompensation dans les cardiopathies rhumatismales ne survient pas d'une façon

brusque, habituellement ; elle est précédée d'un
état qui est l'*hyposystolie* (ou dyssystolie). Si le
malade est au repos, la compensation paraît
évidente ; mais s'il fait un effort de quelque
importance, s'il se fatigue par une marche pro-
longée, un voyage, un repas copieux, une émotion morale vive, aussitôt l'équilibre sanguin
se montre moins parfait ; alors apparaissent des
palpitations, une sensation de gêne dans la poi-
trine, un léger œdème autour des malléoles à la
fin de la journée, des pulsations radiales plus
précipitées, une diminution de la quantité des
urines, de la sensibilité du côté du foie, avec
quelques signes de congestion passive de cet
organe. C'est l'indice d'une décompensation pro-
chaine, réelle, et devant cette menace, on se
hâte de tonifier le cœur, de recourir à la digitale. Mais ce précieux médicament n'a d'action
manifeste que si on en ménage l'administration.
Dans les intervalles de la digitale, rien ne vaut
mieux qu'une cure à Bourbon-Lancy, associée
aux prescriptions hygiéniques les plus rigou-
reuses. Lorsque l'insuffisance mitrale se com-
plique d'un rétrécissement mitral, les résultats
sont loin d'être aussi brillants. Il y a contre-indi-

cation absolue s'il existe des lésions du péricarde ou du myocarde, contre-indication formelle aussi dès que la décompensation est franchement établie.

De tels cardiaques en hyposystolie verront, à nos thermes, s'atténuer dans des proportions vraiment surprenantes parfois les désordres fonctionnels qui les torturaient, l'essoufflement, l'insomnie, les palpitations, la tachycardie, pour le traitement desquels des doses fortes ou répétées de digitale, des hypnotiques divers, de la morphine souvent, étaient devenus une nécessité, malgré le danger de ces produits pharmaceutiques et même l'insuffisance ou le peu de durée de leur action sédative [1].

1. Les bons effets de la cure thermale de Bourbon-Lancy dans les endocardites récentes, non compliquées, dans les affections valvulaires d'origine rhumatismale et dans les troubles fonctionnels cardiaques sont aujourd'hui d'observation courante ; ils sont enregistrés dans les principaux ouvrages classiques, notamment par VAQUEZ et POTAIN, par MERKLEN, par HUCHARD, par GALLAVARDIN de Lyon, etc... Ils le sont encore dans maintes publications plus modestes de nos maîtres, comme aussi dans les divers travaux des médecins qui exercent ou ont exercé à la station, DE BOSIA, TOUSSAINT, PIATOT, par exemple.

LA CURE PRÉVENTIVE DU RHUMATISME

Bourbon-Lancy est fréquenté de plus en plus par les prédisposés au rhumatisme. Nous ne faisons pas seulement allusion aux jeunes sujets qui ont été atteints une première fois par la polyarthrite aiguë et qui viennent à notre station pour se mettre à l'abri de nouvelles poussées rhumatismales — ceux-là sont légion à Bourbon — mais aussi aux enfants de rhumatisants et de goutteux, qui ont à modifier leur terrain constitutionnel, à effacer le plus possible une tare héréditaire menaçante. Ces derniers, souvent, ont présenté antérieurement déjà quelques manifestations frustes de cet état diathésique qu'on nomme l'arthritisme : ils ont saigné fréquemment du nez, ils ont eu des éruptions eczémateuses, des accès de migraine, des angines, etc. Mais chez un certain nombre les antécédents personnels sont à peu près négatifs, et le vice de nutrition reste latent jusqu'à ce qu'un surmenage, un refroidissement, un traumatisme, une cause banale quelquefois vienne faire éclore le rhumatisme.

« Il faut, a dit Landouzy, que les cures thermales modifiant à leur premier essor les modalités nutritives comme les activités fonctionnelles dés enfants et des adolescents, fassent d'enfants dystrophiques, des constitutions épurées et des tempéraments renouvelés. »

PUBLICATIONS DU DOCTEUR COMPIN

Formes anormales de la maladie de Parkinson (1902).

Les vertus curatives des eaux de Bourbon-Lancy (1905).

Propriétés et indications des eaux de Bourbon-Lancy (1907).

La cure thermale de Bourbon-Lancy dans les maladies des femmes (1910).

Le rhumatisme à Bourbon-Lancy (1911).

Histoire des Thermes de Bourbon-Lancy (en préparation).
